CHOLÉRA.

Son Origine, sa Marche, sa Nature, ses Causes;

MOYENS PRÉSERVATIFS,

SYMPTOMES ET CONDUITE A TENIR LORSQU'IL SE MANIFESTE
CHEZ UN INDIVIDU;
SECOURS A PORTER AU MALADE AVANT L'ARRIVÉE
DU MÉDECIN,

PAR

LE Docteur **STEPHANS**,

Membre de plusieurs Sociétés Savantes.

PRIX : 25 CENTIMES.

A PARIS.

CHEZ L'ÉDITEUR, RUE SAINT-MARTIN, N° 171,

A CÔTÉ DU PASSAGE DE L'ANCRE.

1849.

IMPRIMERIE DE PH. CORDIER,
rue du Ponceau, 24.

CHOLÉRA.

Le Choléra est une maladie grave. Cependant il est plus effrayant quand on l'attend, qu'il n'est dangereux lorsqu'il existe. D'autres maladies épidémiques, telles que la petite-vérole, la scarlatine, certaines fièvres nerveuses, ont fait beaucoup plus de ravages, puisque, dans les contrées de l'Europe où il a régné et où il a rencontré le plus de circonstances favorables à sa propagation, il n'a guère attaqué qu'un individu sur 75, et que, dans quelques villes même, ses atteintes n'ont pas jusqu'alors dépassé la proportion d'un individu sur 200.

Origine et Marche.

D'après l'opinion la plus accréditée, le Choléra a pris naissance aux embouchures du Gange. Tous les récits établissent que cette épidémie commença ses courses dévastatrices en août 1817. Jessore, petite ville située dans le delta du Gange, fut la première qui eut à souffrir les atteintes cruelles de cette maladie. Depuis cette époque, ce fléau dévastateur, s'étendant de l'Asie à l'Europe et de l'Europe à l'Amérique, n'a cessé de semer partout l'épouvante et la mort. De 1817 qu'il commença à sévir à Jessore, il exerça presque constamment ses ravages, avec une violence extrême, jusqu'en 1832, époque fatale, où , pour la première fois, il s'étendit à notre belle patrie, dont il décima et frappa de stupeur les cités populeuses. Après avoir ravagé la France , sa marche, cependant, sembla se ralentir , mais à la fin de 1833, cette terrible épidémie était arrivée au Mexique, dont elle effrayait les populations paisibles, laissant partout sur son passage la désolation et la misère.

Voici pendant cet espace de vingt années, la marche suivie par cette épidémie.

De Jessore, où elle sévit en 1817 , elle s'étend à Dakka , Dinapore et Calcutta ; puis, s'étendant alors en même temps au nord et au sud de l'Indoustan, elle ravage Madras et Bombay en 1818. En 1819 , elle gagne les îles de Ceylan, Maurice et Bourbon ; se montre sur les côtes du golfe Persique en 1820 et 1821 , s'étend à Chiraz et Ispahan, et de là, se transportant sur les rives fameuses du Tigre et de l'Euphrate, elle frappe Alep en 1822.

En 1823 , elle apparaît pour la première fois en Europe. Elle s'étend d'abord aux gouvernements de la nouvelle Géorgie et du Caucasse, puis, perdant pendant quelques années de son intensité , elle ne reparaît avec violence qu'en 1829, où elle ravage Tiflis et Astrakan.

En 1830, elle sévit à Orembourg et à Moscou ; ravage Saint-Pétersbourg en 1831 , et, reprenant alors sa route vers l'occident, elle gagne successivement Dantzig ; Berlin , Hambourg , Sanderlang , et frappe Londres et Paris en 1832.

En 1833, le Choléra gagne l'Amérique , et, après avoir ravagé cette nouvelle partie du globe, il perd de sa force et ne se montre plus pendant un espace de quatorze années, qu'avec des symptômes peu alarmants dans les différents pays qu'il a parcourus. En 1847, il apparaît de nouveau dans la Perse où il sévit avec violence ; puis, reprenant sa route vers l'occident, il ravage la Turquie , la Russie et l'Allemagne en 1848 , et commence à se faire sentir encore aujourd'hui parmi nos cités.

On remarque, non sans quelqu'étonnement, que la route suivie par ce fléau , pour passer de l'Asie en Europe, fut presque la même que celle suivie naguère par ces hordes de barbares qui vinrent inonder l'occident après la chute de l'Empire Romain d'Orient.

Suivant les contrées qu'il a parcourues , le Choléra a reçu des noms différents : les Indiens le désignent sous le nom de Morxi ou Mordechien ; en Russie, il porte le nom de Maladie Noire, en France, il fut d'abord désigné sous le nom de Trousse-Galant, auquel on substitua dans la suite le nom de Choléra , en y ajoutant au besoin l'épithète d'asiatique, quand l'on veut exprimer son origine ou bien celle de sporadique et d'épidémique, suivant que l'ont veut marquer que la maladie a frappé un nombre plus ou moins grand de personnes à la fois.

Nature.

Jusqu'à présent , malgré les diverses opinions émises par les médecins , le Choléra , comme beaucoup d'autres affections de ce genre , est encore dans l'état actuel de la science, une maladie dont la nature n'a pu être définie d'une manière certaine. Chaque médecin a très-bien prouvé l'insuffisance de tous les systèmes émis jusqu'à ce jour ; mais aucun encore n'a pu donner une définition précise de cette maladie. Les uns , et nous sommes de ce nombre, la regardent comme un empoisonnement, causé par un agent impondérable répandu dans l'air, dont l'effet est d'anéantir les forces vitales ; d'autres la considèrent comme une névrose, tandis que d'autres encore l'appellent une asphyxie , dont les désordres observés ne proviennent que de la cessation de l'action du cœur, qui pour eux , est le point de départ de la maladie.

Parmi les médecins qui ont étudié cette maladie, lors de son invasion, presque tous ont pensé qu'elle était contagieuse ; c'est-à-dire, qu'elle se transmettait par la communication immédiate d'un individu malade ou des objets dont il s'était servi ; mais bientôt ils changèrent d'avis lorsqu'ils l'eurent mieux connue.

D'après un récit, daté de Saint-Pétersbourg, le 10 octobre 1831, on est porté à croire que le Choléra n'est pas contagieux, mais que la frayeur contribue puissamment à le rendre dangereux.

« Six personnes étaient condamnées à mort ; elles furent sans le savoir, conduites dans un hôpital affecté au Choléra, et enfermées dans des chambres où il y avait eu des cholériques. Elles furent couchées dans les mêmes lits où des hommes étaient morts de cette maladie ; elles y restèrent trois semaines en bonne santé. Ce ne fut qu'alors qu'on leur annonça l'arrêt de mort, mais on leur dit que si elles voulaient aller dans un hôpital de cholériques, et qu'elles échappassent à la maladie, on les gracierait. Elles ne demandèrent pas mieux, et furent emmenées dans un hôpital où il n'y avait jamais eu de cholériques ; on les mit dans des lits, dans lesquels jamais cholériques n'avaient couché, et on leur donna la même nourriture qu'aux autres malades. En quelques jours elles furent saisies du choléra, et tombèrent malades. Quatre moururent ; il n'y en eut que deux qui furent sauvés. »

Parmi les nombreuses précautions prises en 1831 par la Russie et les puissances de l'Allemagne, pour éviter cette épidémie, nous trouvons de nouvelles preuves de la non contagion du Choléra par le contact, tandis que tout nous prouve au contraire l'inutilité des cordons sanitaires établis à cette époque. Voilà comment s'exprime le docteur Jachnichem, dans un mémoire adressé à l'Académie des sciences : « Le Choléra, dit-il, qui avait décimé la population d'Astrakan , commençait à inspirer des craintes aux habitants de Moscou. Vers la fin de l'été 1830 , lorsqu'on apprit qu'il s'était déclaré à quelques lieues de cette ville, comme on croyait alors à la contagion immédiate , les autorités arrêtèrent toutes les mesures convenables pour s'en garantir ; cordons sanitaires, barrières, quarantaines , hôpitaux, fumigations, conseils de santé, division de la ville en plusieurs quartiers , confiés à des inspecteurs spéciaux , secours à domicile, transport pour les malades, etc. ; malgré toutes ces précautions, le Choléra se montra le 15 septembre.»

A Varsovie , toutes ces précautions furent également prises contre le Choléra, mais , reconnaissant bientôt toute l'inutilité de ces mesures, le comité sanitaire de la ville , composé de vingt-quatre médecins , déclara à l'unanimité, que le Choléra ne se transmet ni par les vêtements , ni même par l'attouchement des personnes atteintes ou mortes de cette maladie , et que, par conséquent, Il n'y avait aucune nécessité à couper les communications et à empêcher l'introduction des denrées , et que la plus grande précaution à prendre était de tranquilliser l'esprit des habitants.

MM. Chervin , Lassis et beaucoup d'autres médecins célèbres, furent tellement convaincus à cette époque de la non contagion du Choléra, qu'ils offrirent au gouvernement de se vêtir des vêtements de ceux qui étaient morts et même d'avaler des matières vomies.

D'après M. Lassis les grandes épidémies sont dues à ce que les mesures dites sanitaires, mettent les villes où on les déploie comme en état de siège , empêchent la circulation , frappent le moral des habitants, diminuent leurs moyens d'alimentation en détournant les ressources du dehors; et delà , provient, dit-il, l'intensité qu'à prise tout à coup l'épidémie de Russie, en 1831.

Causes.

La véritable cause du Choléra nous est encore inconnue ; cependant, l'on a remarqué que, lorsque l'air est chargé de de principe épidémique, il sévit principalement contre tous ceux qui se livrent habituellement à la débauche et à l'ivrognerie, et contre tous ceux qui sont atteints d'affections chroniques. Il est aussi à remarquer qu'il exerce surtout ses ravages, dans les villes basses et humides, dans les quartiers populeux, dans les camps et dans tous les endroits où il y a de grandes réunions d'hommes.

Les médecins regardent comme les causes les plus directes de cette maladie, les aliments de mauvaises qualité, les viandes et les poissons gâtés, les céréales avariés, les vins nouveaux, la bière non fermentée, les fruits, l'abus des spiritueux, les fatigues, les boissons glacées lorsque le corps est en sueur, les chagrins et la crainte de la mort.

Moyens Préservatifs.

Le peu de danger que l'on court d'être atteint du Choléra doit rassurer les esprits. Il faut donc ne pas s'inquiéter et ne penser autrement à la maladie que pour exécuter les précautions propres à s'en garantir. Moins on a peur et moins on risque ; mais comme la tranquillité de l'âme est un grand préservatif, il faut en même temps éviter tout ce qui peut exciter des émotions fortes, telles que la colère, la frayeur, les plaisirs trop vifs , etc.

Il est d'observation, que plus l'air dans lequel on habite est pur, moins on est exposé au Choléra.

On ne saurait donc trop faire attention à la salubrité des habitations. Ainsi, il faut avoir soin de ne pas habiter, et plus encore de ne pas coucher en trop grand nombre dans la même pièce, de l'aérer le matin et encore dans la journée, en ouvrant le plus longtemps et le plus souvent possible les portes et les fenêtres. Il conviendra aussi de placer dans les pièces habitées, un large vase contenant de l'eau chlorurée. On peut enfin favoriser le renouvellement de l'air, en faisant pendant quelques minutes un feu bien clair et flamboyant dans la cheminée.

Il faut faire attention que l'ouverture des portes et fenêtres n'ait lieu qu'après qu'on sera entièrement vêtu, afin de ne pas s'exposer au refroidissement. Il est bon, lorsqu'on le peut, de passer dans une autre pièce pendant cette opération.

Enfin, sous le rapport des chambres à coucher, il faudra se servir de lits sans rideaux; ne jamais laisser séjourner l'urine et les matières fécales dans les vases de nuit, qui devront être nettoyés promptement, et toujours contenir un peu d'eau.

L'air humide des habitations, malsain en tout temps, devient très-dangereux lorsque le Choléra règne. Il faut donc s'abstenir de faire sécher le linge dans la chambre qu'on habite, surtout si on y couche.

Il faut, non-seulement, songer à aérer les chambres à coucher, mais maintenir encore dans le meilleur état possible les maisons et leurs dépendances.

Ainsi, il faut avoir grand soin des plombs et des latrines, qu'on nettoyera au moins une fois par jour avec de l'eau chlorurée, ou au moins avec de l'eau. On fera bien de tenir constamment bouchées par un tampon les ouvertures des tuyaux en plomb ou en fonte qui communiquent aux pierres à laver ou aux cuvettes extérieures, et de ne les déboucher qu'au moment de s'en servir.

Chacun devra veiller à ce que les eaux ménagères soient vidées au fur et à mesure de leur production, qu'on ne les laisse pas séjourner entre les pavés des cours et allées, et qu'elles s'écoulent rapidement par le ruisseau ou la gargouille qui les conduit dans la rue. Il faudrait même favo-

riser par un lavage à grande eau , si la pente n'était pas
assez rapide. Les fumiers, les excréments, les débris d'animaux et de végétaux réclament beaucoup d'attention. On
devra, en conséquence, empêcher leur accumulation en les
faisant enlever le plus souvent possible. On se débarrassera
des animaux domestiques inutiles. On s'abstiendra d'élever
des porcs, des lapins, des poules ou de nourrir des pigeons, etc.,
dans des lieux resserrés ou dans des cours peu spacieuses et
qui n'ont pas d'air. Le refroidissement est placé par ceux qui
ont observé le Choléra , au nombre des causes les plus propres à favoriser le développement de cette maladie. Il est
donc nécessaire d'éviter cette cause , en se vêtant chaude-
ment , et en se garantissant particulièment le bas-ventre et
les pieds de l'action du froid.

Beaucoup de personnes, surtout parmi la classe peu for-
tunée , ont la très-mauvaise habitude en se couchant , et
plus encore en se levant, de poser les pieds nus sur le sol
froid , et même d'y marcher. On ne saurait trop blâmer cet
usage qui devient particulièrement dangereux pendant que
le Choléra règne.

C'est encore dans la crainte du refroidissement , qu'en
été même, il faudra s'abstenir de coucher les croisées ouver-
tes. Il faudra aussi maintenir dans les habitations une chaleur tempérée , car les chambres trop chaudes rendent les
individus qui les habitent plus impressionnables au froid auquel ils peuvent être exposés en sortant.

C'est par la même raison qu'il faudra autant que possible
rentrer chez soi de bonne heure, ne pas passer une partie
de la nuit dans les cafés , dans les estaminets , les cabarets, etc.,
surtout lorsque les nuits sont froides et humides.

S'occuper , mener une vie active, en évitant autant que
possible les excès de fatigue, est un des meilleurs moyens
de faire diversion à l'inquiétude.

Il est bon de porter une ceinture et des chaussons de laine, en ayant soin de tenir ces vêtements proprement, ceux qui ont le moyen de prendre de temps en temps quelques bains d'une chaleur agréable, feront bien d'en faire usage ; mais il faudra n'y rester que le temps nécessaire pour nettoyer le corps ; il faudra avoir soin de se bien essuyer avec du linge chaud et ne pas s'exposer immédiatement à l'air extérieur en sortant du bain. Les frictions sèches conviennent beaucoup ; il est facile de les administrer, en se frottant ou se faisant frotter le soir ou mieux encore le matin et le soir, le tronc, les bras, les cuisses et les jambes pendant un quart d'heure avec une brosse douce ou avec une étoffe de laine.

En temps d'épidémie, chacun devra constamment porter sur soi et notamment les personnes qui fréquentent les lieux publics, quelque préparation anti-septique, capable de neutraliser les principes délétères qui vicient l'atmosphère.

A cet effet, nous croyons, pour éviter à nos lecteurs d'être la dupe du charlatanisme éhonté qui ne manque jamais d'exploiter la crédulité et la bonne foi publique, devoir leur indiquer le vinaigre chloroformé, dont l'efficacité, constatée d'abord par des médecins étrangers, a été reconnue depuis par nos confrères de Paris (1).

Lorsque le Choléra règne, la manière de se nourrir est un point fort important. La sobriété ne saurait être trop recommandée. On connaît un grand nombre d'exemples où le Choléra s'est déclaré après des excès de table, et il est prouvé que les ivrognes sont plus particulièrement exposés à cette maladie.

Les viandes bien cuites et pas trop grasses, ainsi que les poissons frais et d'une digestion facile, les œufs, du pain bien lavé et bien cuit, devront former la nourriture principale. Les viandes salées et les poissons salés ne conviennent

---

(1) Ce Vinaigre se trouve chez { Royer, pharmacien, rue St-Martin, 171.
{ Lebeault, pharmacien, rue St-Martin, 228.

pas ; on usera le moins possible de charcuterie et l'on s'abstiendra des pâtisseries lourdes et grasses.

Parmi les légumes, il faudra autant que possible s'en tenir
aux moins aqueux, c'est-à-dire, à ceux qui contiennent le
moins d'eau de végétation. Les crudités, telles que les sala-
des, les radis, etc., ne conviennent pas.

Dans la saison des fruits, il faut être très réservé dans l'u-
sage qu'on en fait, surtout lorsqu'ils ne sont pas parfaite-
ment mûrs ; car alors ils peuvent devenir très-dangereux.
Les fruits cuits offrent moins d'inconvénient, mais ils ne devront jamais être mangés en trop grande quantité ; encore
moins devront-ils former le fond du repas.

Il faut en temps de Choléra manger moins à la fois qu'à
l'ordinaire, sauf à faire un repas de plus, mais toujours
léger.

Les boissons exigent la plus grande attention. Toute boisson froide prise quand on a chaud est dangereuse. Il ne faut
se désaltérer que lorsqu'on a cessé de transpirer ; c'est-à-
dire, qu'il ne faut pas boire froid lorsqu'on est en sueur. Les
suites de cet abus sont d'autant plus funestes que la boisson
est plus froide et qu'on a plus chaud. L'eau devra être claire,
l'eau filtrée est préférable à toute autre. Il faut l'aiguiser
avec très-peu de vinaigre ou d'eau-de-vie lorsqu'on veut la
boire pure (deux cuillerées à bouche d'eau-de-vie ou une
cuillerée à bouche de vinaigre dans un litre d'eau), surtout
si la saison est chaude, et qu'on soit obligé de se livrer à un
travail corporel qui, en excitant la transpiration, provoque
la soif et oblige, par conséquent, de boire souvent. Il faut
alors boire peu à la fois. L'eau rougie ou bien une eau que
l'on aura légèrement aromatisée avec une infusion de plantes
aromatiques, telles que la menthe ou la camomille, conviennent également.

Rien n'est pernicieux comme l'abus des liqueurs fortes. Il
est prouvé, comme nous l'avons déjà dit, que le Choléra at-

taque de préférence les ivrognes et ceux même qui sans faire un abus habituel de boissons fortes, commettent par occasion un seul excès de ce genre.

En temps de Choléra, l'eau-de-vie amère, c'est-à-dire, l'eau-de-vie dans laquelle on aura fait infuser des plantes amères ou aromatiques est préférable à l'eau-de-vie ordinaire.

Le vin pris en quantité modérée, est une boisson convenable pendant et à la fin du repas; mais il doit être de bonne qualité. Le vin rouge est préférable au vin blanc.

La bière et le cidre, surtout lorsque ces boissons sont trop aigres, disposent aux coliques, à la diarrhée et deviennent ainsi très-dangereuses.

Symptômes et conduite à tenir lorsque le Choléra se manifeste chez un individu.

Il résulte d'un très-grand nombre de faits observés jusqu'à présent dans les lieux où le Choléra a régné, que les cas de guérison sont en raison de la promptitude des secours, et que plus ces secours sont administrés près du moment de l'invasion, plus les chances de salut sont grandes.

Il faut donc que chacun connaisse les premiers signes qui indiquent qu'un individu va être atteint du Choléra. Or ces signes qui, le plus ordinairement se manifestent dans la nuit ou le matin sont les suivants:

Lassitude subite ou sentiment de fatigue dans tous les membres; sentiment de pesanteur dans la tête, comme lorsqu'on s'est exposé à la vapeur du charbon; vertiges, étourdissements, pâleur souvent plombée, bleuâtre, altération particulière des traits; le regard a quelque chose d'extraordinaire, et les yeux perdent leur éclat, leur brillant, diminution de l'appétit; soif et désir de la satisfaire par des boissons froides; sentiment d'oppression, d'anxiété dans la poitrine, et d'ardeur et de brûlure dans le creux de l'estomac, élancements passagers sous les fausses côtes (c'est-à-dire sous les côtes à partir du creux de l'estomac en comptant de haut en bas); borborygmes (gargouillements) dans les intestins accompagnés surtout de coliques auxquelles succède le dévoiement; la peau devient raide, sèche et se couvre quelquefois d'une sueur froide. Quelques malades éprouvent des frissons le long de l'épine du dos, et une sensation dans les cheveux comme si on soufflait de l'air froid; puis lorsque la maladie augmente de très-fortes crampes et des vomissements abondants et fréquents succèdent à ces premiers symptômes.

Tous ces symptômes ne se manifestent pas toujours chez les malades dans l'ordre où ils viennent d'être tracés; mais quand plusieurs d'entre eux, et notamment l'altération de la face, la lassitude, le sentiment de brûlure dans le creux de l'estomac, les borborygmes, le refroidissement de la surface du corps se manifestent, il faut de suite appeler un médecin.

Moyens à prendre avant l'arrivée du Médecin.

Il faut exciter fortement la peau et y rappeler la chaleur.

A cet effet, on placera le malade entre deux couvertures de laine, préalablement chauffées ou bassinées; et l'on passera sur toute la surface du corps, à travers les couvertures, des fers à repasser chauds ou une bassinoire. On arrêtera plus longtemps sur le creux de l'estomac, sous les aisselles et sur le cœur.

On frictionnera fortement et long-temps les membres avec une brosse sèche. Ces frictions devront autant que possible être pratiquées par deux personnes, dont chacune

frottera en même temps une moitié du corps, en ayant toujours grand soin de découvrir le moins possible le malade.

On pourra aussi appliquer des sinapismes chauds sur le
dos et sur le ventre, ou encore des cataplasmes de farine de
graine de lin bien chauds et arrosés d'essence de thérében-
tine.

L'expérience a prouvé qu'on peut également obtenir de
très-grands résultats des bains de vapeur vinaigrés ou vinaigrés et camphrés.

On peut préparer ces bains en faisant rougir au feu des
cailloux ou des morceaux de briques ou de fer, que l'on
plonge dans un vase contenant du vinaigre et placé sous un
fauteuil percé sur lequel se trouve le malade. Le bain doit
durer de 10 à 15 minutes.

Mais il ne suffit pas de réchauffer le corps extérieurement,
il faut aussi le réchauffer intérieurement à l'aide d'une infusion très-chaude de plantes aromatiques, telles que la menthe poivrée ou la mélisse.

Quoique ces divers moyens doivent être mis en usage le
plus tôt possible, il faudra cependant les administrer avec
ordre et sans trop de précipitation.

Il sera utile toutes les fois qu'on le pourra, de placer le
malade dans une pièce séparée de celles qu'habitent les autres membres de la famille.

La convalescence exige des précautions que le médecin
devra indiquer. Toutefois nous ne saurions trop recomman-
der aux convalescents l'observation rigoureuse des règles de
préservation qui ont été exposées plus haut; car les personnes
qui ont été atteintes du Choléra sont quelquefois exposées à
des rechutes.

Imprimerie de Ph. Cordier, rue du Ponceau, 24.